Für Lisa, die jetzt keine Angst mehr vor dem Wolf hat.

A. B.-H.

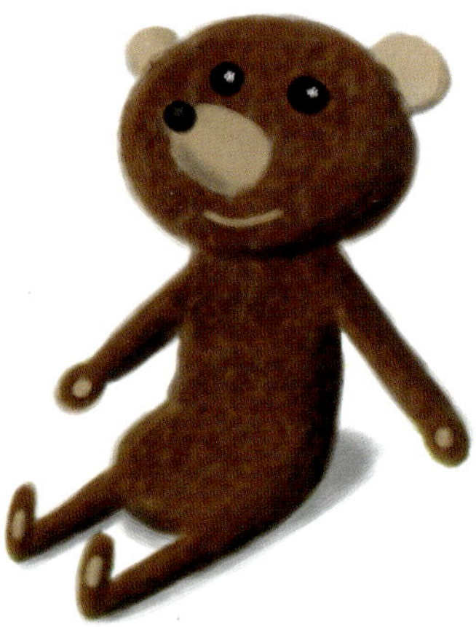

www.kinderbuchverlagwolff.de, E-Mail: info@ kinderbuchverlagwolff.de

Die französische Originalausgabe erschien unter dem Titel *la boite à loup* bei Milan

Text: Anouk Bloch-Henry
Illustration: Pronto

ISBN 3-938766-13-1

Ab in die Kiste

Anouk Bloch-Henry   Pronto

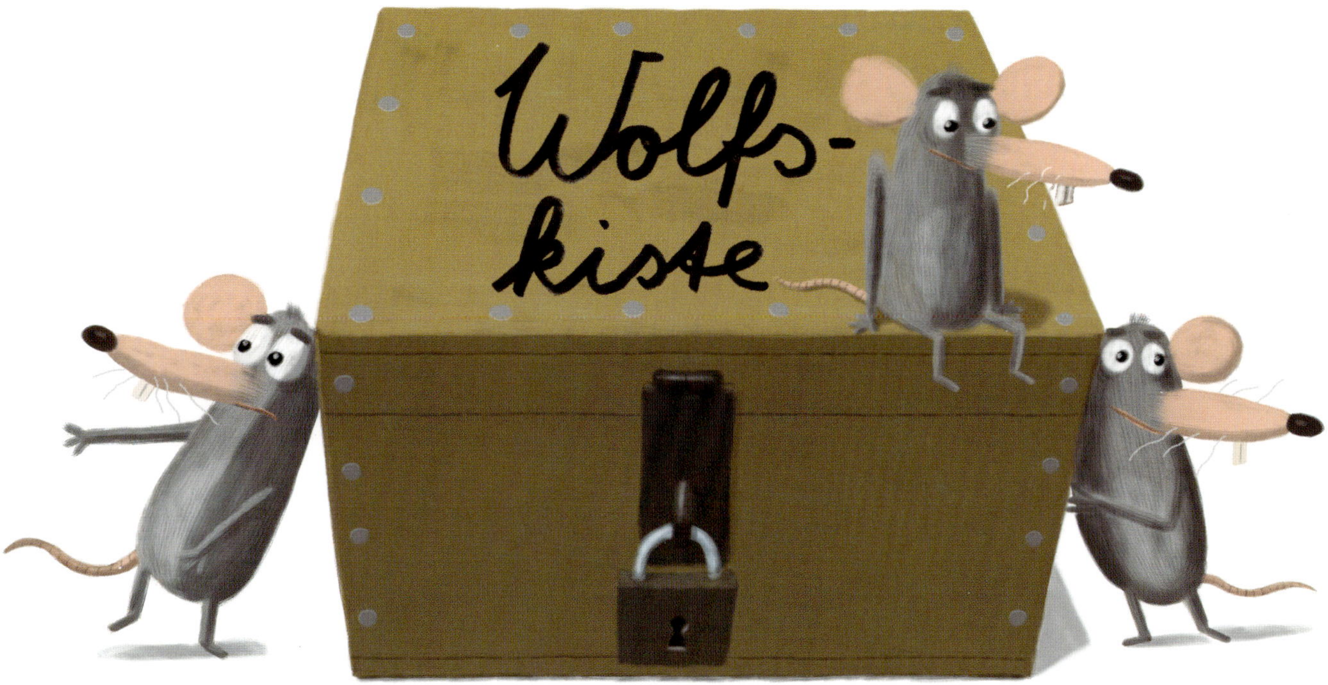

KINDERBUCHVERLAG WOLFF

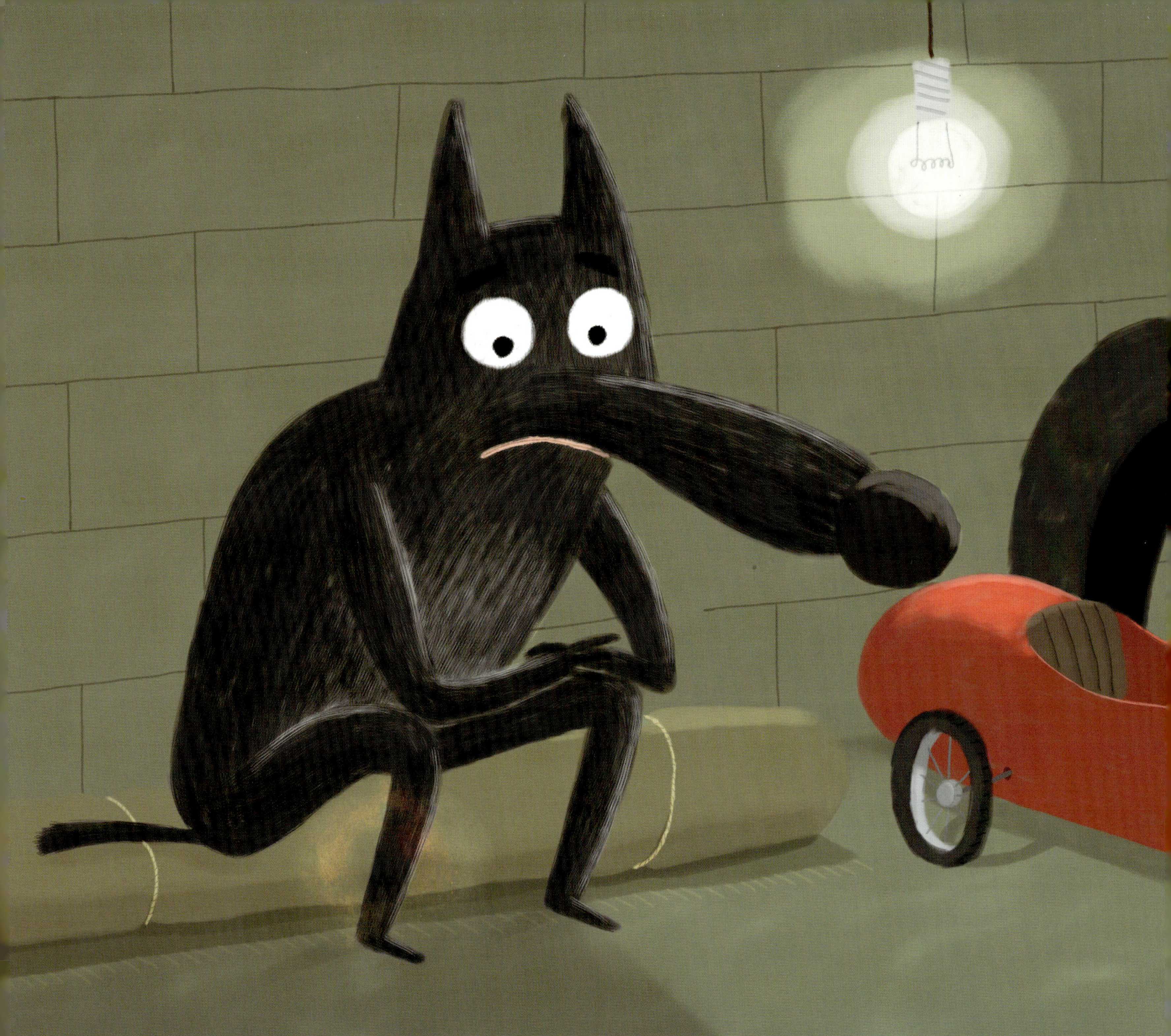

Du, Wolf, brauchst dich gar nicht zu beschweren. Es ist schließlich deine eigene Schuld, dass du im Keller eingesperrt bist.

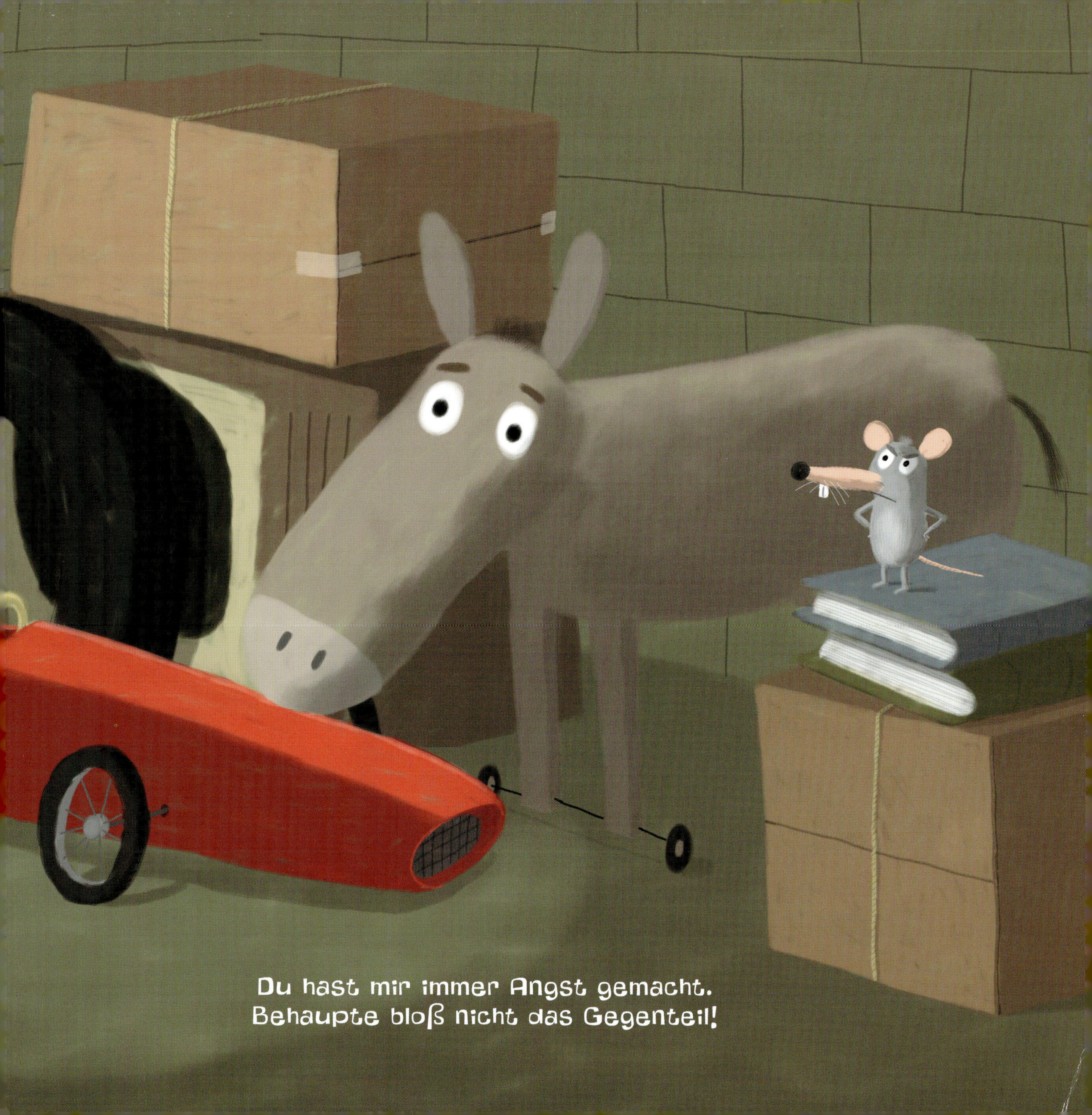

Du hast mir immer Angst gemacht.
Behaupte bloß nicht das Gegenteil!

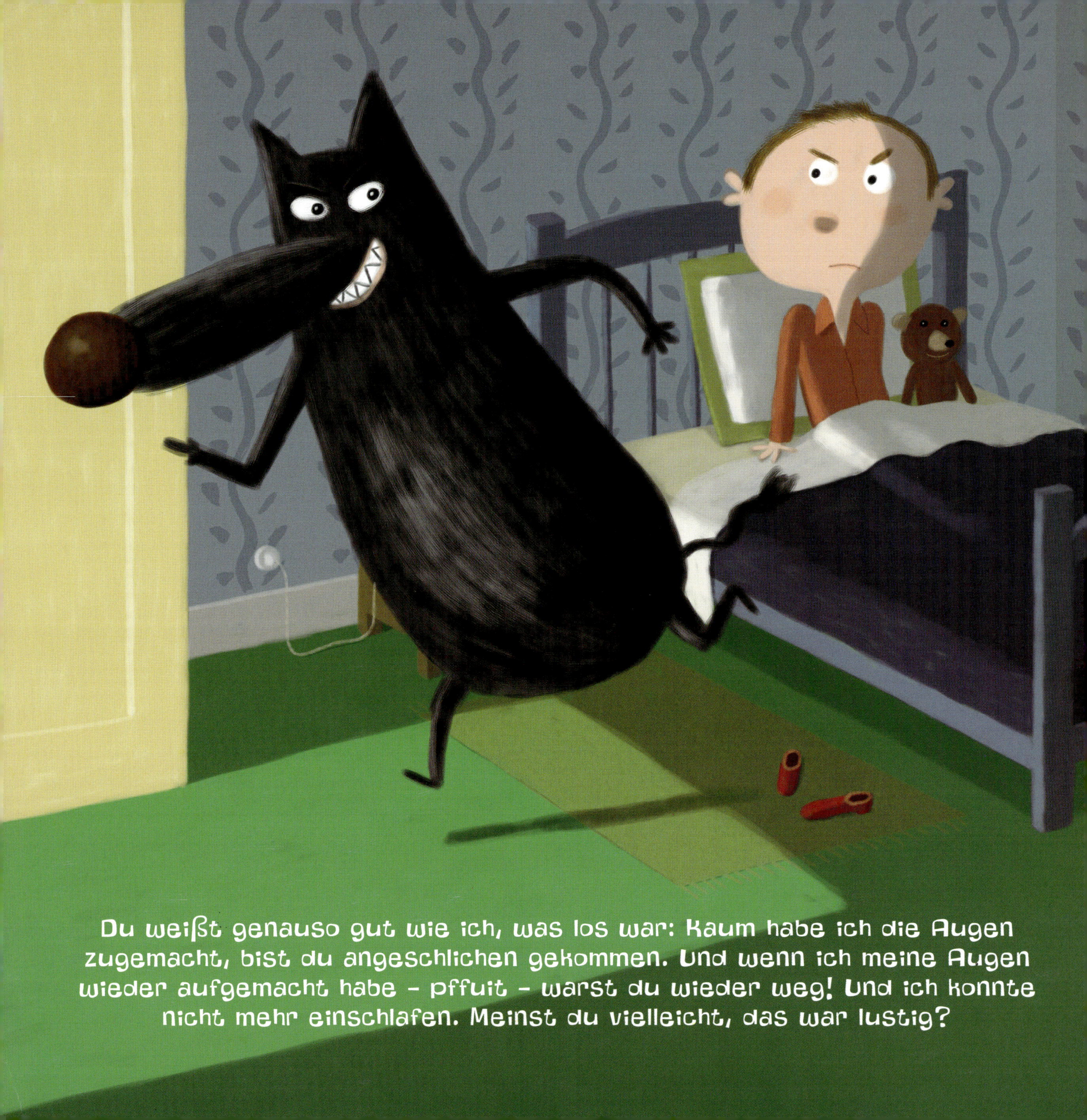

Du weißt genauso gut wie ich, was los war: Kaum habe ich die Augen zugemacht, bist du angeschlichen gekommen. Und wenn ich meine Augen wieder aufgemacht habe – pffuit – warst du wieder weg! Und ich konnte nicht mehr einschlafen. Meinst du vielleicht, das war lustig?

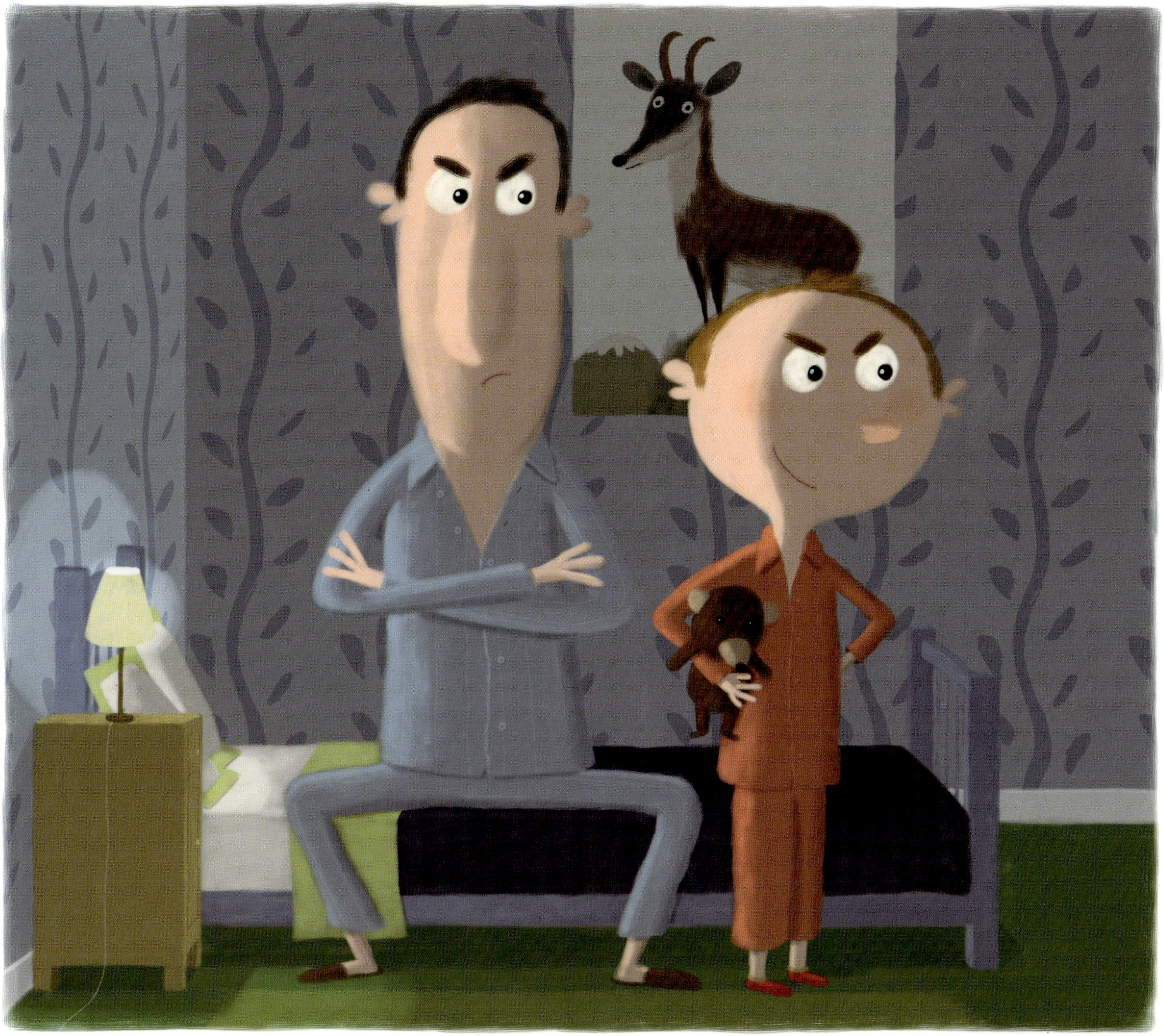

Aber dann habe ich Papa alles erzählt. Er hat an meinem Bett Wache gehalten – da warst du nicht mehr so mutig. Da hast du weniger den Bösewicht gespielt – stimmt's? An dem Abend habe ich deinen heißen Atem nicht auf meinem Kopfkissen gespürt. Und deinen Schatten an der Wand habe ich auch nicht gesehen.

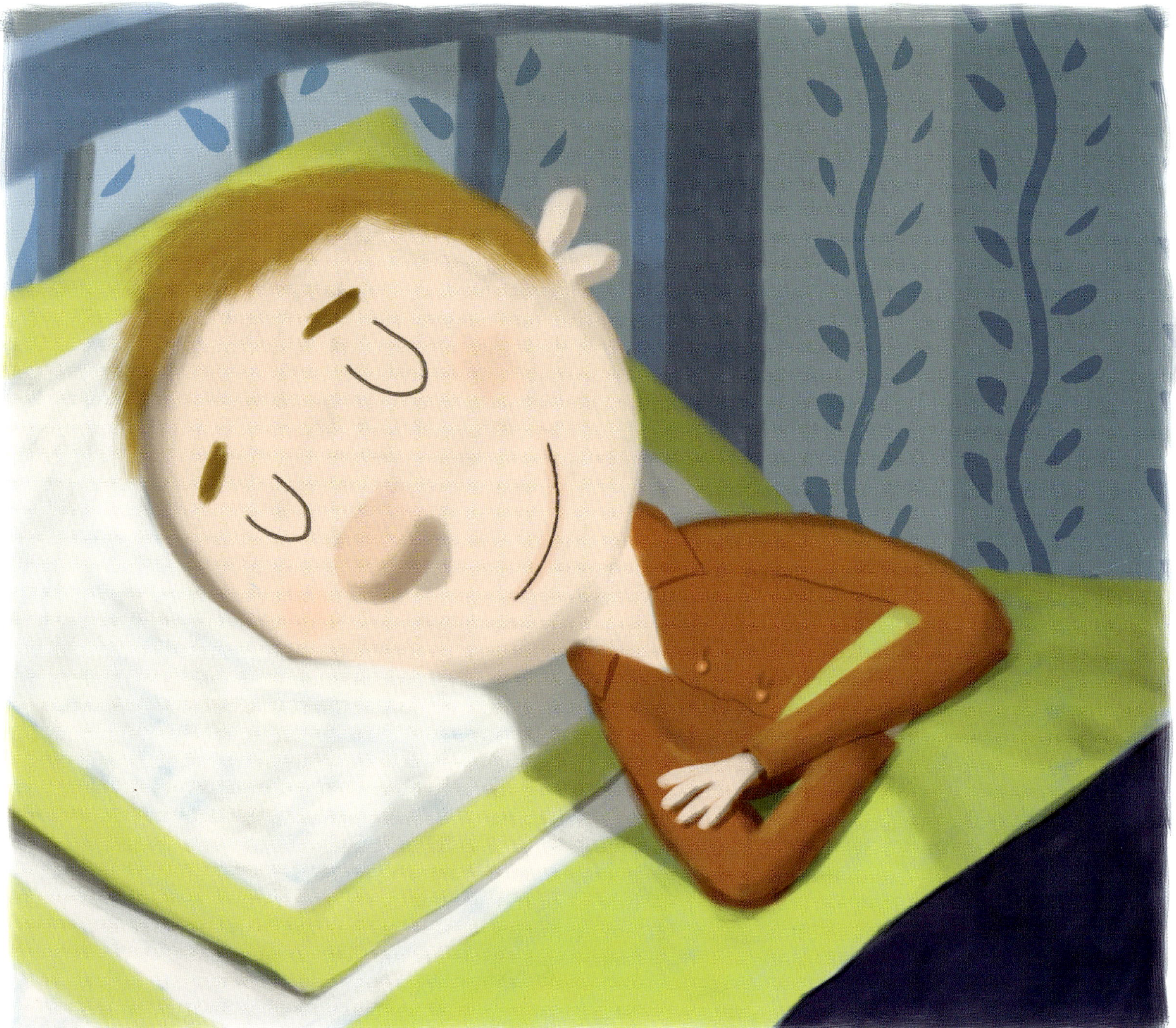

Dann bin ich ganz fest eingeschlafen. Und was hast du Feigling gemacht? Kaum war Papa auch eingeschlafen – was ist da passiert?

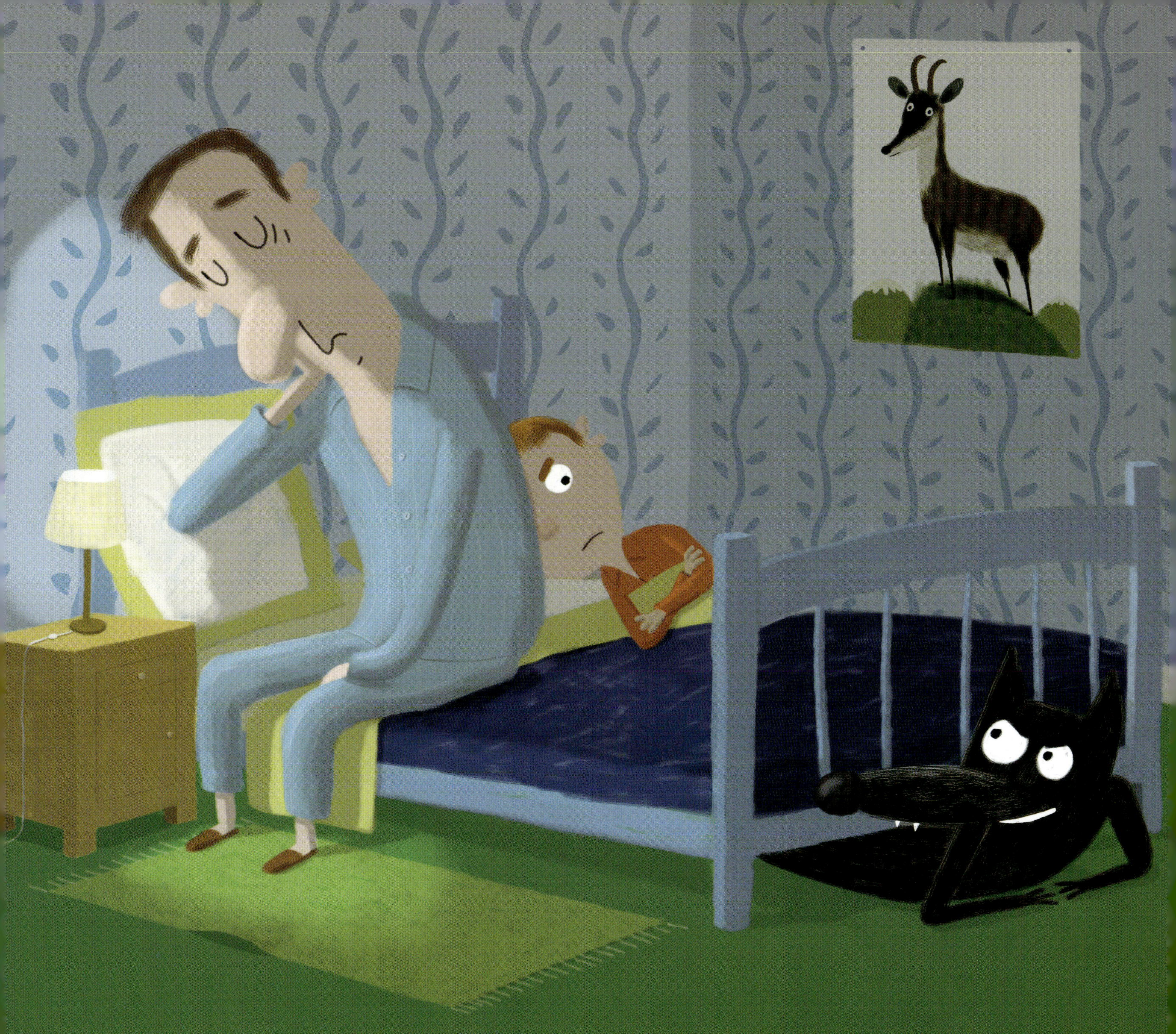

Papas Schnarchen hat mich geweckt. Ich habe ein ganz klein bisschen die Augen aufgemacht, und was habe ich gesehen?

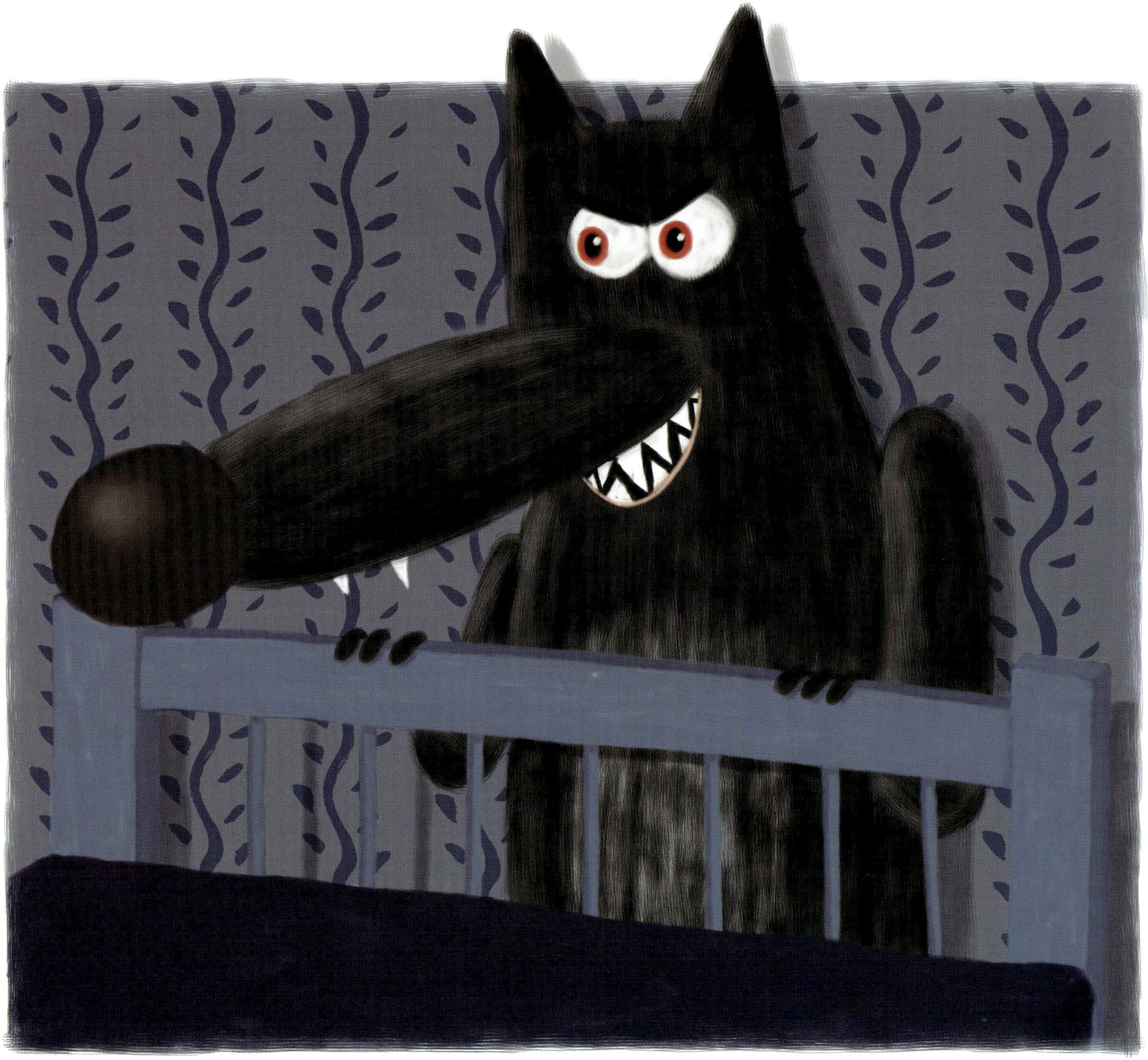

Deine beiden kleinen fiesen Augen, die mich angeguckt haben.
Deine kleinen roten und bösen Augen, ganz nah bei mir.
Da habe ich ganz laut geschrien!

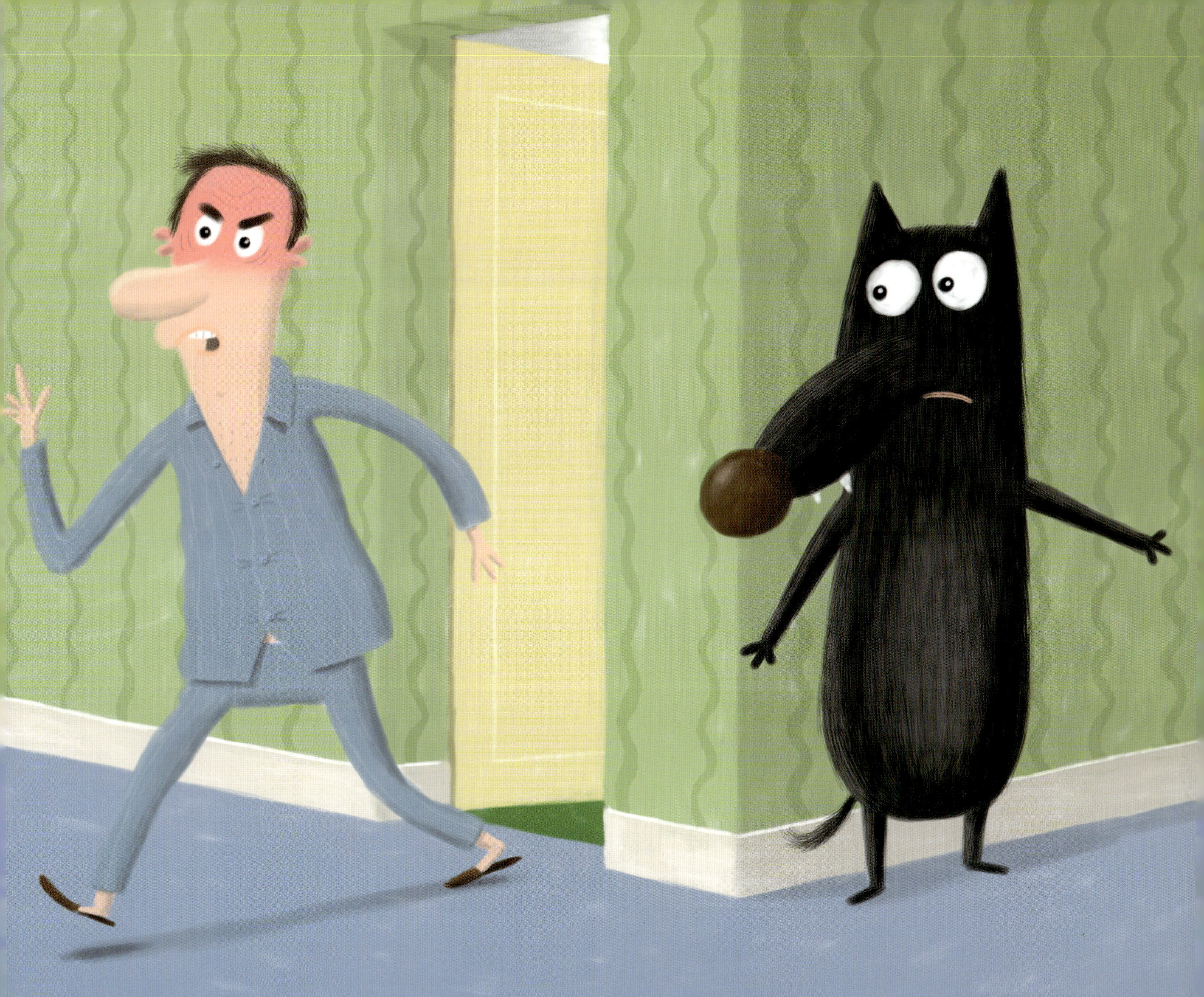

Da wurde auch Papa wütend – du hast es selbst gesehen,
er war wirklich böse – und er hat laut und deutlich gesagt:
So kann das nicht weitergehen!
Ja, mein Guter! Da haben DEINE Sorgen angefangen!

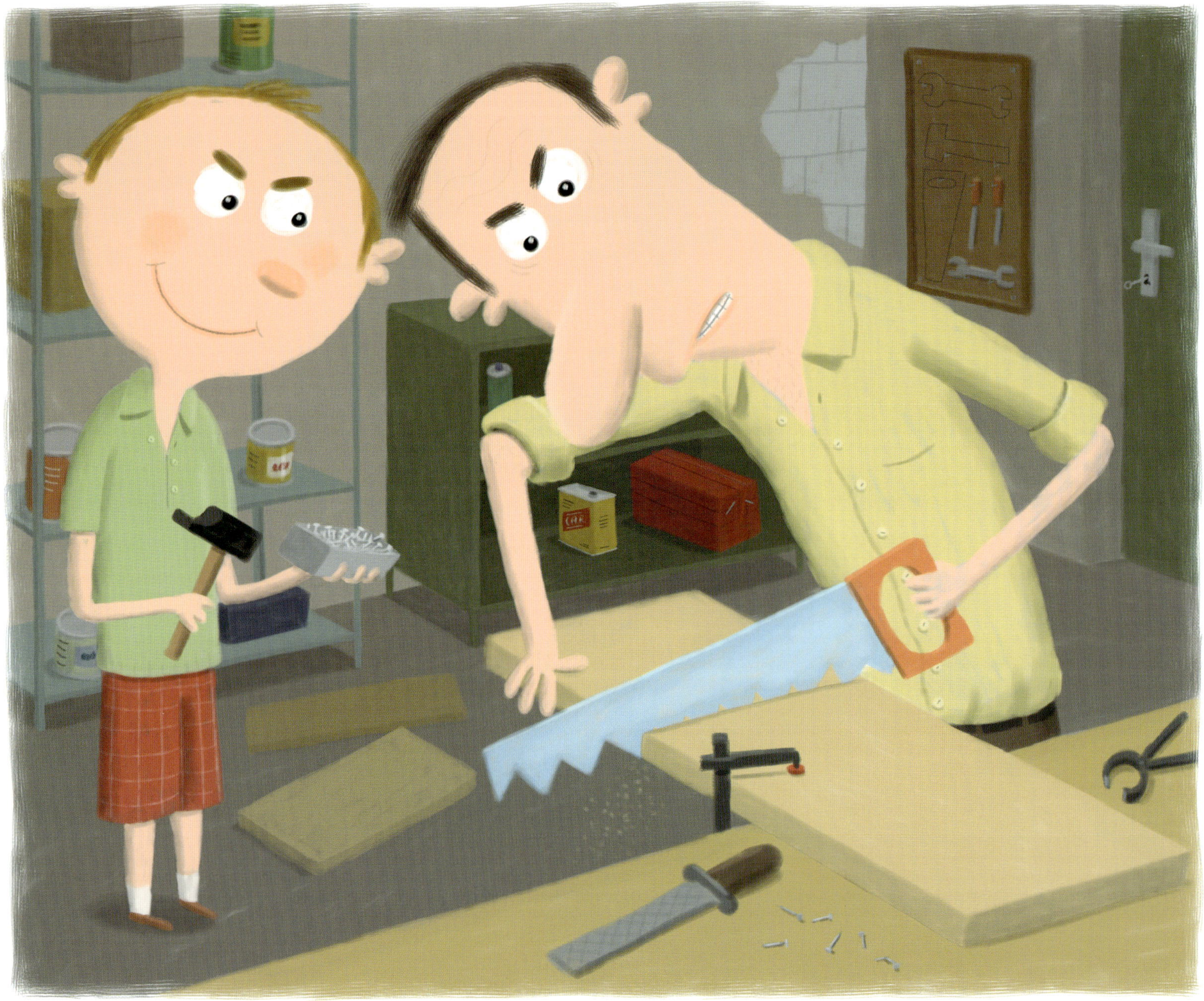

Am nächsten Morgen haben Papa und ich uns beide in seiner Werkstatt eingeschlossen. Wir haben ein großes Holzbrett genommen und es in mehrere Stücke gesägt. Ritsche, ratsche, ritsche, ratsche!
Ich habe Papa alle Nägel hingehalten. Und ich sage dir,
sie halten alles fest zusammen!

Wir waren fast den ganzen Tag in der Werkstatt – nur wegen dir!
Wir haben diese tolle Kiste gebaut, die du ja inzwischen kennst.
Auf die Kiste haben wir « **Wolfskiste** » geschrieben.

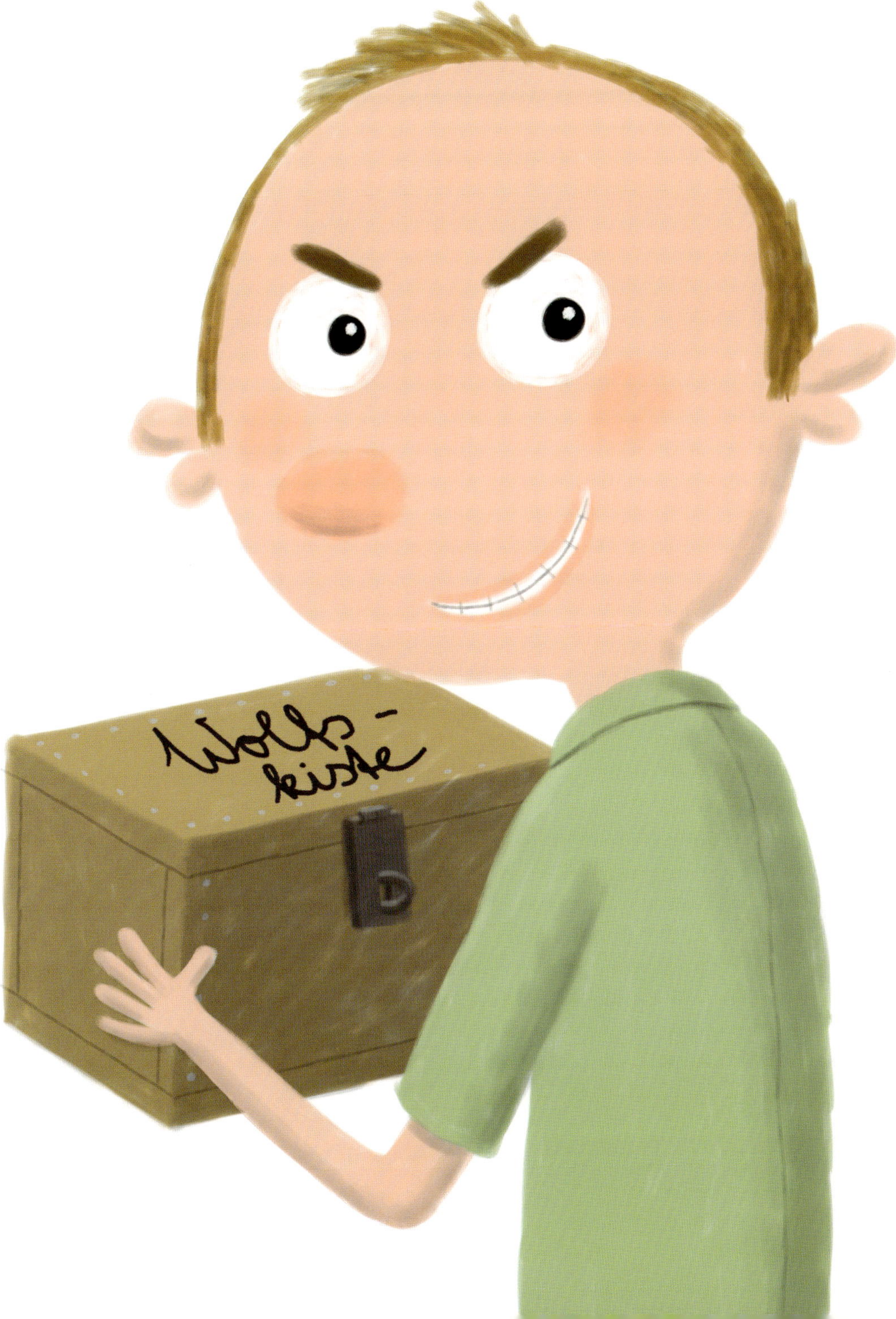

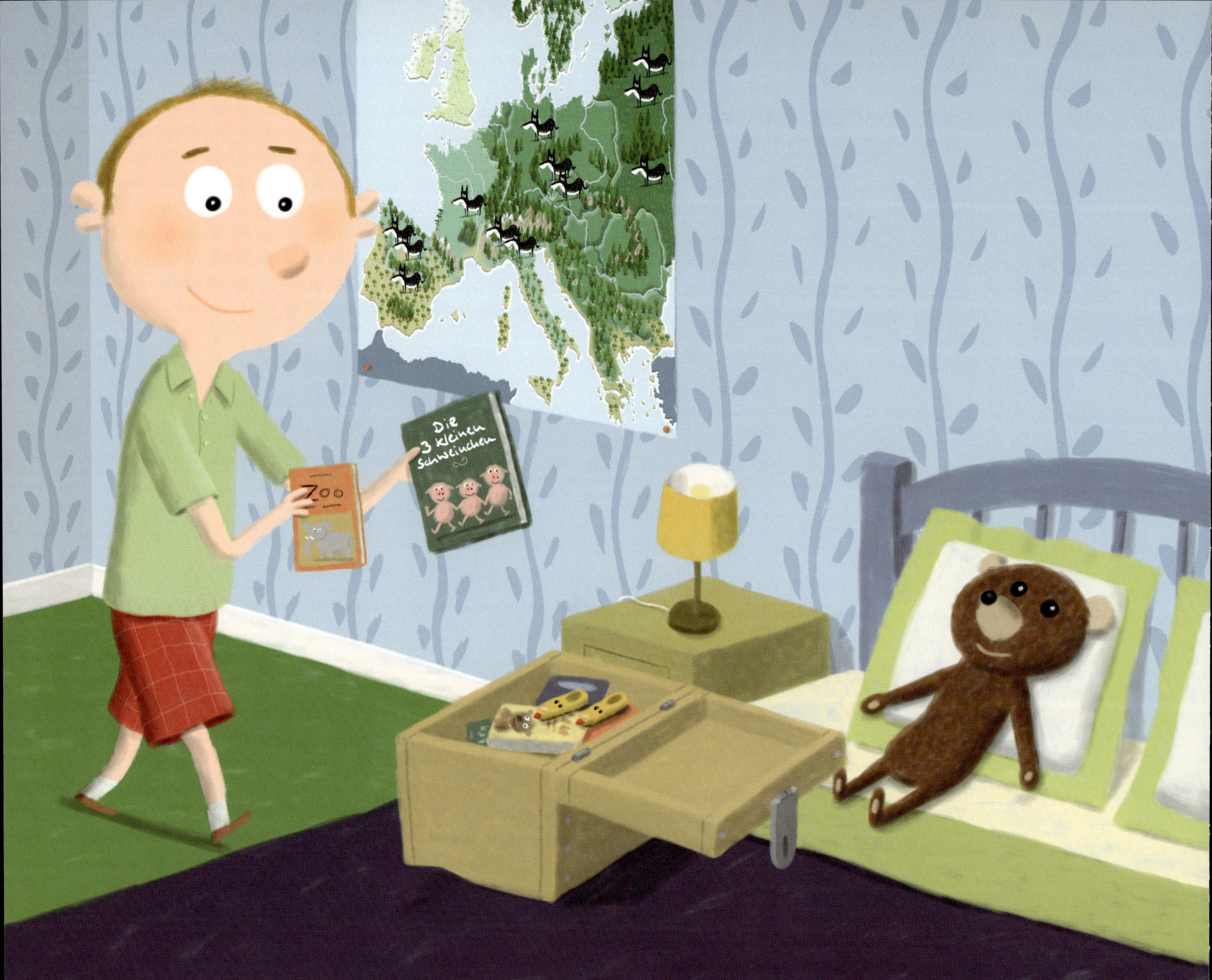

ich habe sie in mein Zimmer mitgenommen und diese Sachen hineingelegt: eine Kassette von Peter und dir, mein Album von den «Drei kleinen Schweinchen», meine Hausschuhe mit den schwarzen Augen und der roten Zunge, mein Buch über den Zoo, die Ansichtskarte, die mir mein Cousin Wolfgang geschickt hat (man weiß ja nie), und mein Tier-Abc.

Als ich ganz sicher war, dass keine Spur mehr von dir übrig war, habe ich die Wolfskiste zugemacht.
Und soll ich dir mal was sagen? Etwas, was du sicher ziemlich doof findest? Die Kiste hat ein großes Schloss!

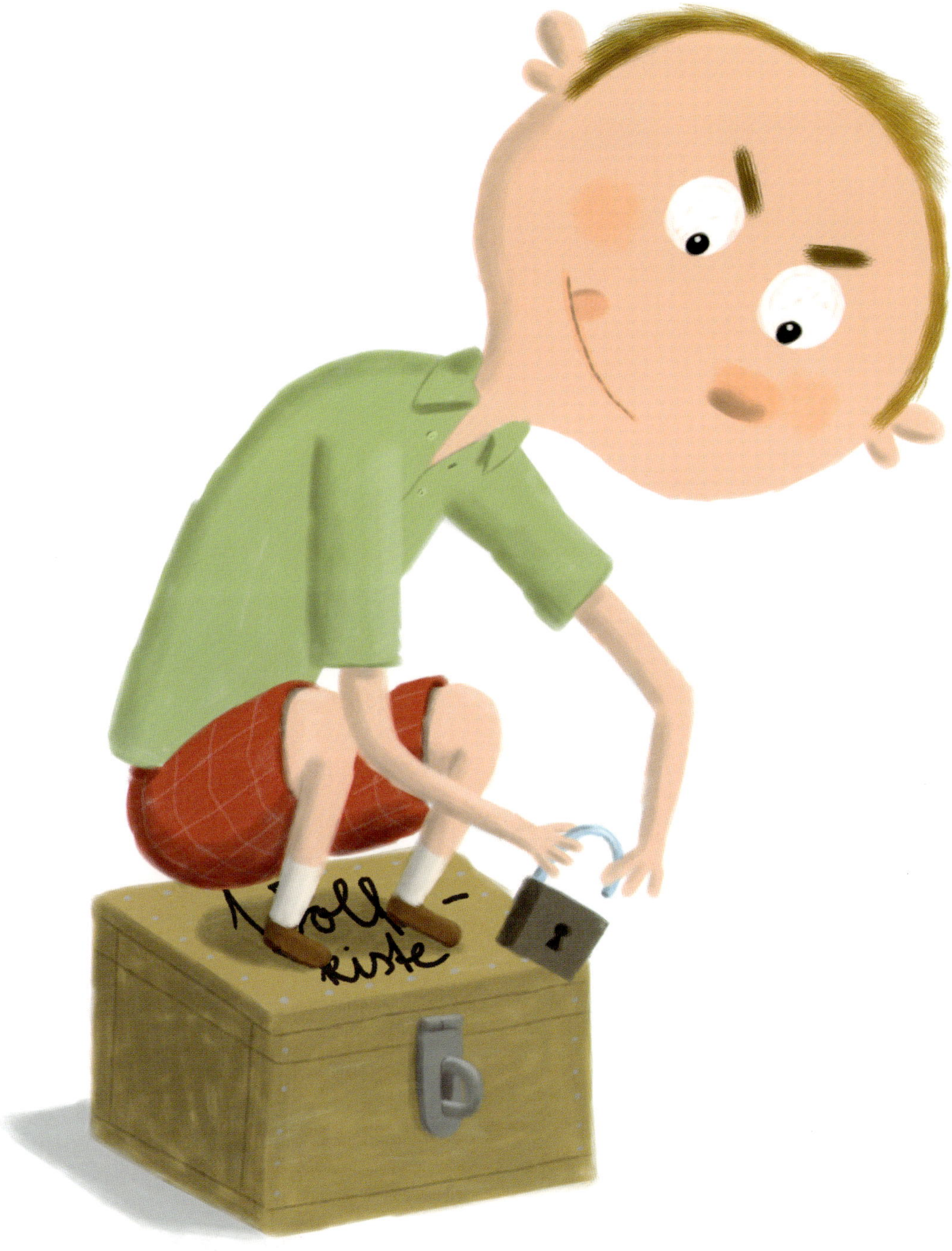

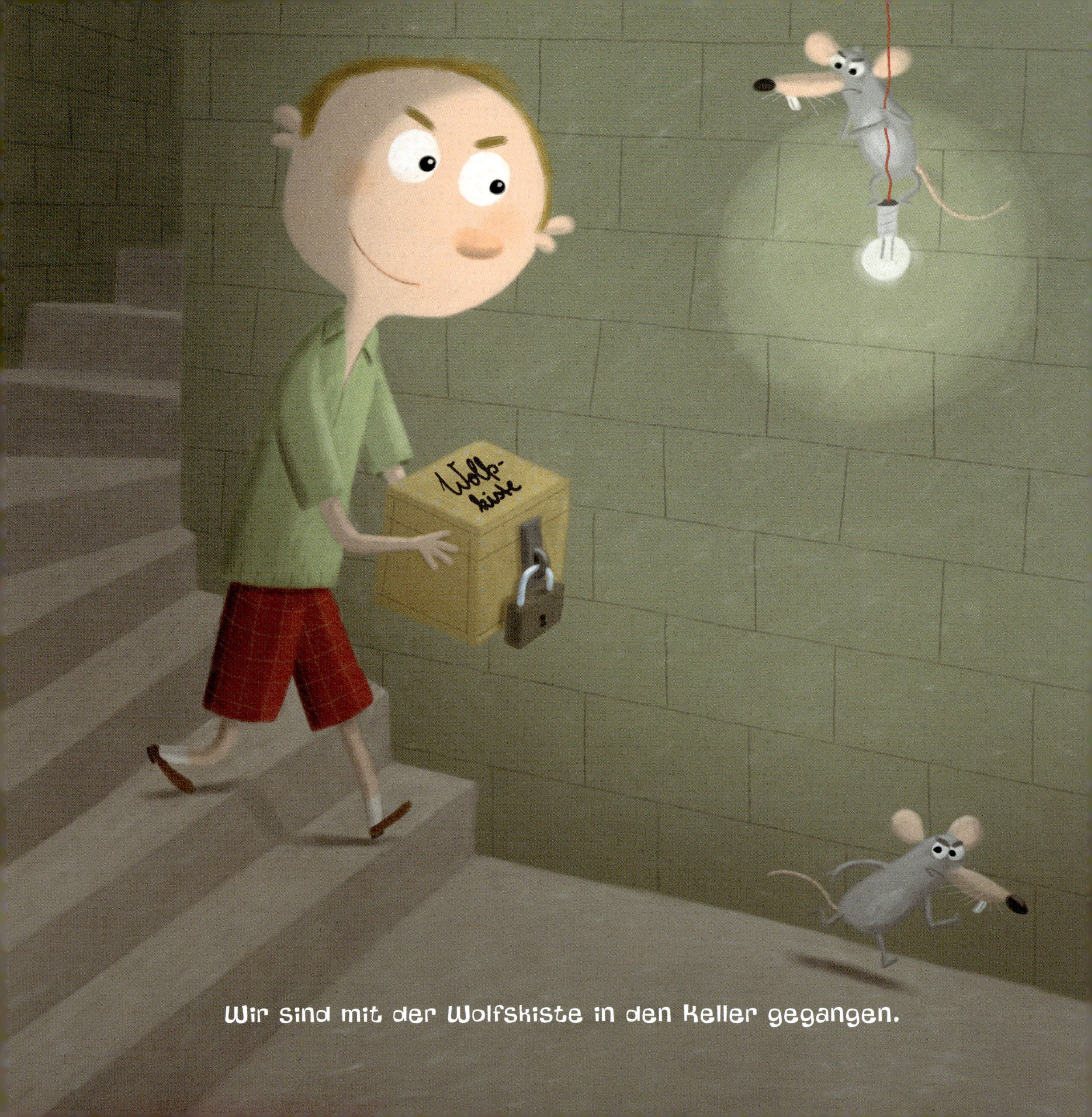

Wir sind mit der Wolfskiste in den Keller gegangen.

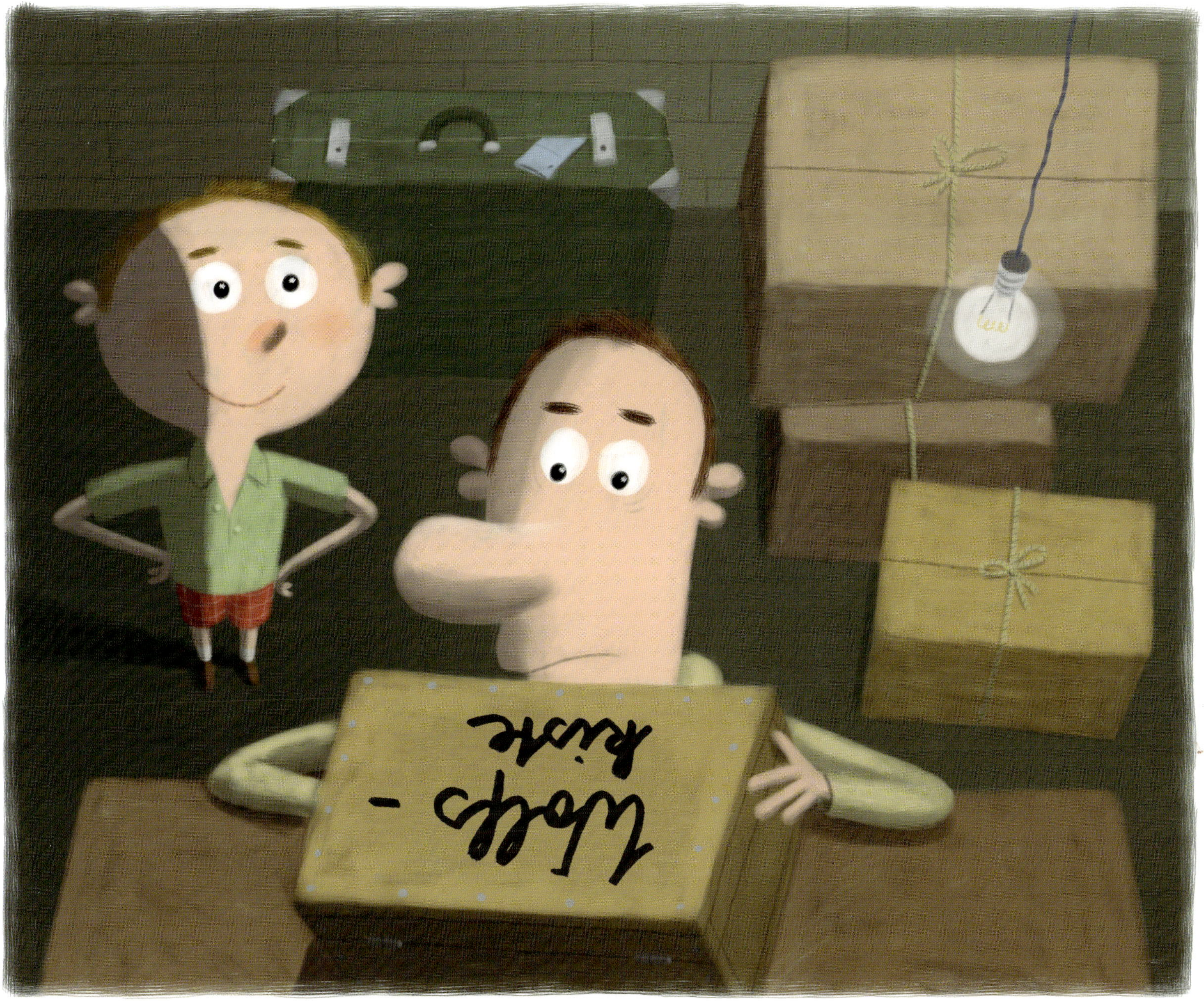

Papa hat den großen Schrank aufgemacht, er hat die große Stehleiter genommen, und er ist ganz oben auf die höchste Stufe raufgestiegen. Er hat die Wolfskiste auf das alleroberste Brett gestellt. Und den Schlüssel haben wir in eine Kiste gelegt, die wir auch noch versteckt haben ... wo, sage ich dir nicht.

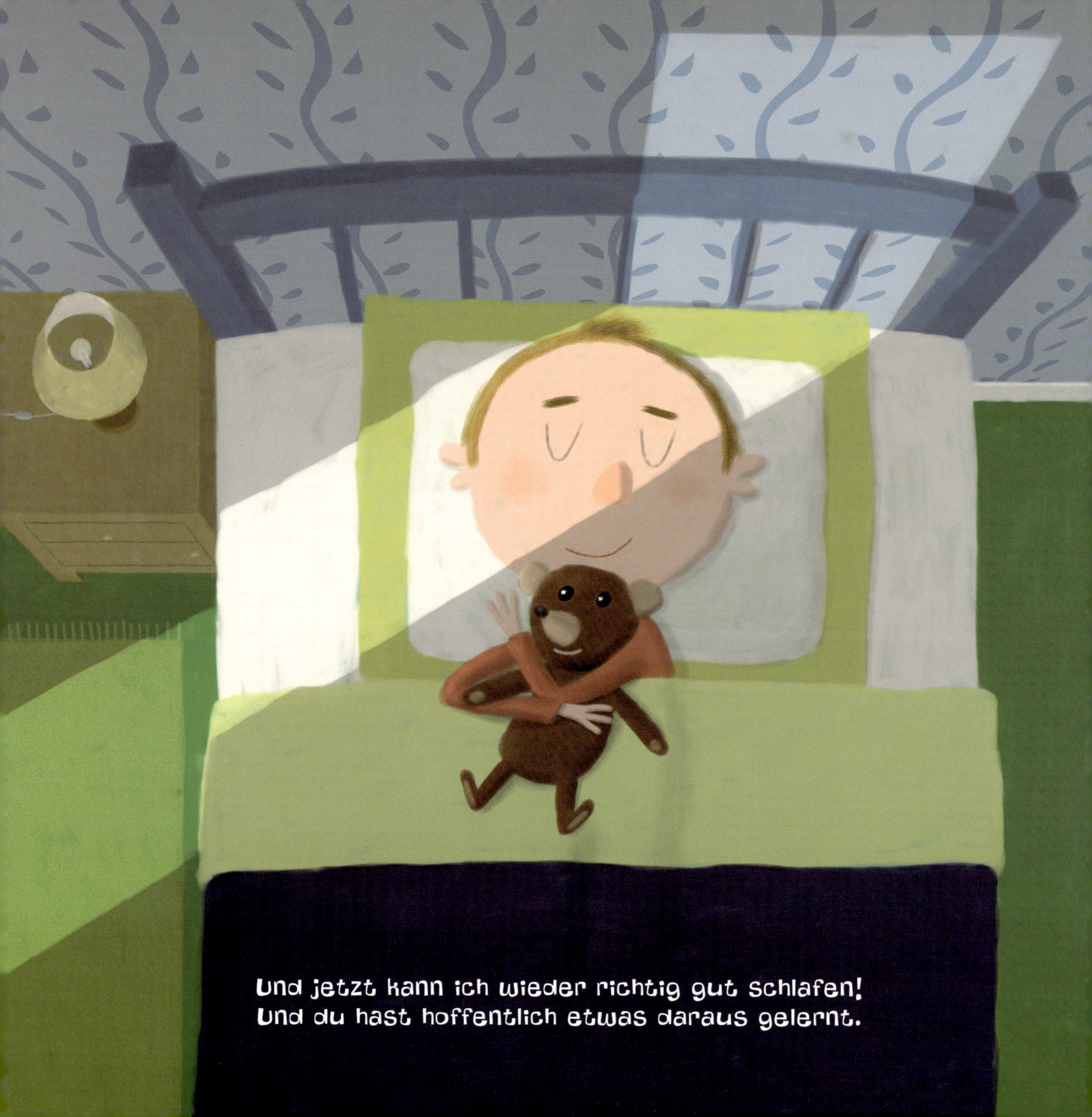

Und jetzt kann ich wieder richtig gut schlafen!
Und du hast hoffentlich etwas daraus gelernt.

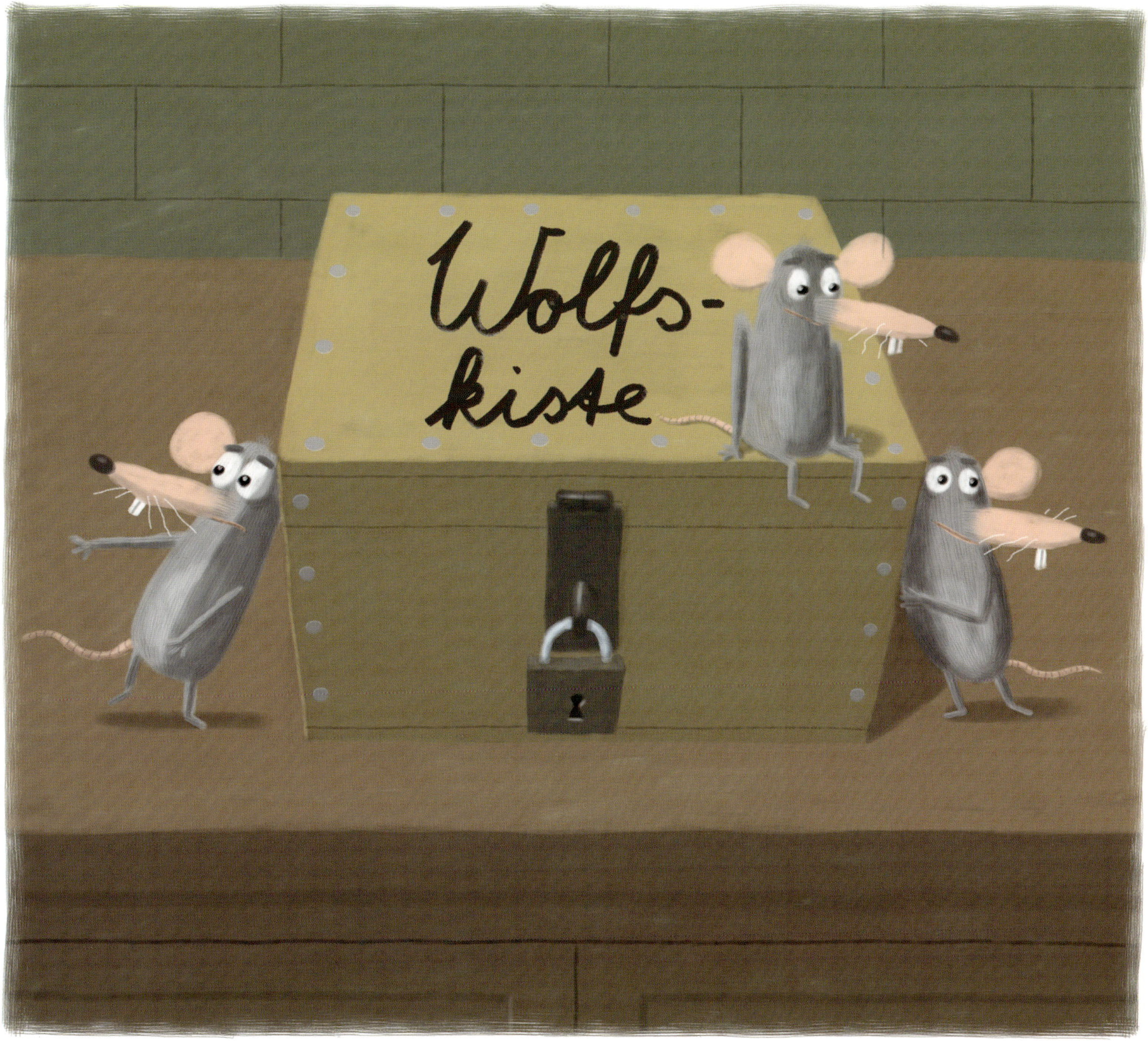

Wenn du weiter brav bleibst, öffnen wir die Wolfskiste vielleicht eines Tages. Aber das kann ich dir noch nicht versprechen.

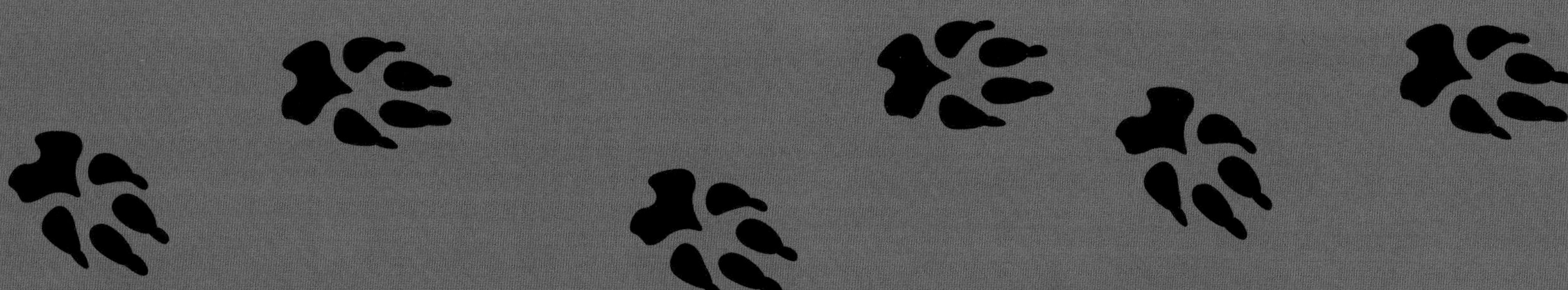